新编长沙方歌括

代金豹　编著

全国百佳图书出版单位
中国中医药出版社
·北京·

图书在版编目（CIP）数据

新编长沙方歌括／代金豹编著．—北京：中国中医药
出版社，2021.8
ISBN 978-7-5132-6960-5

Ⅰ.①新…　Ⅱ.①代…　Ⅲ.①《伤寒论》—方歌—
汇编　Ⅳ.①R222.2

中国版本图书馆 CIP 数据核字（2021）第 080150 号

中国中医药出版社出版

北京经济技术开发区科创十三街 31 号院二区 8 号楼
邮政编码　100176
传真　010-64405721
保定市西城胶印有限公司印刷
各地新华书店经销

开本 880×1230　1/32　印张 3　字数 53 千字
2021 年 8 月第 1 版　2021 年 8 月第 1 次印刷
书号　ISBN 978-7-5132-6960-5

定价　25.00 元
网址　www.cptcm.com

服 务 热 线　010-64405720
购 书 热 线　010-89535836
维 权 打 假　010-64405753

微信服务号　zgzyycbs
微商城网址　https：∥kdt.im/LIdUGr
官 方 微 博　http：∥e.weibo.com/cptcm
天猫旗舰店网址　https：∥zgzyycbs.tmall.com

如有印装质量问题请与本社出版部调换（010-64405510）

前　言

　　清代陈念祖，名修园，字良有，号慎修。福建长乐（今福建省福州市长乐区）人。生于医学世家，对张仲景推崇备至，对《伤寒论》研究颇深，所著《长沙方歌括》，主要将张仲景《伤寒论》113方（佚1方）的配伍组成、药物剂量用诗歌的形式编写出来，部分涉及功能主治、煎煮方法，简明扼要、通俗易懂且便于记诵。要想掌握应用经方，首先应该背诵《伤寒论》原文，但由于原文晦涩难背，使很多杏林人士或望而却步，或半途而废。笔者亦是数次放弃，因喜欢诗词歌赋遂决定先背诵《长沙方歌括》，但又觉此诗歌离《伤寒论》原文较远。一日脑中灵光一闪：能不能将《长沙方歌括》与《伤寒论》原文结合，创作新的诗歌，再进行背诵，在此基础上背诵原文？付诸实践，新编诗歌且背诵完毕前后共用一月余时间，尝试背诵原文，顿时觉得亲切，背诵起来大为容易。冀此新编诗歌可以成为与笔者有共同诗词歌赋爱好或相同经历的杏林人士，或初学者、中医爱好者学习《伤寒论》的一条途径。

　　新编诗歌以《长沙方歌括》为参考，将《伤寒论》113方（佚1方）有关的条文，各方汇集在一起，选取具有代表性的关键词语作为《新编长沙方歌括》诗歌的组成部分，能保持原来韵脚的予以保留，不能保留的，或觉拗口的则重新选择合适的韵脚，汇聚成新的诗歌，使诗歌尽量接近原文。容易引起歧义的，在方歌对应诗句后用括号以小字标注。大承气汤与小承气汤条文未做单独分开，而是将208～374条中包括两方的条文按照顺序放在一起，可对比互参。本文不包括《伤寒论》卷第一（辨脉法第一、平脉法第二）及卷第二（伤寒例第三、辨痉湿暍脉证第四），是从辨太阳病脉证并治上第五开始。本书最后附录是《长沙方歌括》原文，读者可以对比两种诗歌，选择自己喜欢的背诵。另外，伤寒大家胡希恕先生说，方剂后的加减法要不得，但本书及《长沙方歌括》也将加减法编入诗歌，背与不背请读者自行斟酌。

　　新编诗歌有31首与《长沙方歌括》原诗歌有关联，特于此说明：

　　1. 与原诗歌相同者7首：桂枝汤、芍药甘草汤、白虎汤、炙甘草汤、蜜煎导方、猪胆汁方（蜜煎导方、猪胆汁方是同一首诗歌）、麻子仁丸、烧裈散。

　　2. 保留3句以上或略有改动者8首：甘草干姜汤改动最后一句；大柴胡汤将第二句"分"改成"量"，并且又增加两句组成六句诗歌；大陷胸汤将第二句"力颇饶"改为"把皮削"体现大黄去皮，将第四句"结聚此方消"改为"水热互结消"更明显体现病机；半夏泻心汤第二句改动；桂枝加芍药汤、桂枝加大黄汤（同一首诗歌）第二句改动体现病因病机；麻黄附子细辛汤后两句稍作改动；乌梅丸最后一句稍作改动重点体现"久利"；竹叶石膏汤第二句稍改体现"虚羸少气"使接近原文。

3. 保留两句原文或两句稍加改动 11 首：桂枝加葛根汤，保留前两句，但将第二句最后一字"濡"改为"出"；桂枝去芍药汤、桂枝去芍药加附子汤（同一首诗歌），保留后两句但将最后一句"俱"改为"投"以使押韵；桂枝麻黄各半汤，保留前两句但将"甘芍姜麻"改为"麻芍草姜"（笔者个人觉得更易背诵）；白虎加人参汤保留后两句，但将最后一句最后一个字改为"夸"以使押韵；干姜附子汤保留前两句；柴胡加芒硝汤保留后两句，但将第四句最后三字改为"二两赊"，以使押韵；大陷胸丸保留前两句，但将第二句最后一个字改为"硝"，直接用芒硝的"硝"当韵脚，更加简单直接易记；柴胡桂枝干姜汤，改动较大，变为六句诗歌，将原诗歌第一句"蛎干姜"改为"牡蛎姜"，因方名包括干姜，故突出牡蛎，并将此句变为新诗歌的第五句，将原诗第二句化裁为第六句以押韵；大承气汤保留后两句；四逆加人参汤保留前两句；枳实栀子汤保留前两句，但将第二句稍作改动，"复病"改为"烦热"，使更接近病因病机。

4. 保留一句或将保留句子稍改 5 首左右：桂枝加附子汤保留最后一句；五苓散改动较大，改为八句诗歌，保留最后一句，但将"吞"改为"饮"；赤石脂禹余粮汤保留第一句；桂枝人参汤保留第一句；附子汤保留第一句。

5. 其他：将第 83~89 条的"麻黄七禁"编成诗歌，可结合第 49 条"尺脉微"、第 50 条"尺脉迟不可发汗"合参，全面认识"麻黄九禁"；桂枝二越婢一汤只是给出了越婢汤的量需要两方 2：1 换算；栀子厚朴汤、栀子干姜汤前三句是根据栀子豉汤条文所出现的症状编写，需注意；新编诗歌计量与原文记载有出入的，均按中国中医药出版社出版、李宇航主编的《伤寒论研读》教材修改；《伤寒论》原文标点符号，以李宇航主编《伤寒论研读》为准，唯第 91 条中"续得下利，清谷不止"按照中国中医药出版社出版的《〈伤寒杂病论〉诵读口袋书》将逗号去掉；第 301 条"以二三日无里证"口袋书中无"里"字，应系漏字，按照李宇航主编教材为准；《伤寒论》条文顺序按照赵开美本顺序。笔者不揣简陋，敢竭俾怀，恭疏诗篇，将心中所想整理成诗歌，谨供前辈及杏林同道批评指正。

代金豹

2021 年 3 月

目 录

一 辨太阳病脉证并治（上） ……………………… 001

桂枝汤 …………………………………………… 001

桂枝加葛根汤 …………………………………… 003

桂枝加附子汤 …………………………………… 003

桂枝去芍药汤、桂枝去芍药加附子汤 ………… 003

桂枝麻黄各半汤 ………………………………… 004

桂枝二麻黄一汤 ………………………………… 004

白虎加人参汤 …………………………………… 005

桂枝二越婢一汤 ………………………………… 005

桂枝去桂加茯苓白术汤 ………………………… 006

甘草干姜汤 ……………………………………… 006

芍药甘草汤 ……………………………………… 006

二 辨太阳病脉证并治（中） ……………………… 008

葛根汤、葛根加半夏汤 ………………………… 008

葛根芩连汤 ……………………………………… 008

麻黄汤 …………………………………………… 009

大青龙汤 ………………………………………… 010

小青龙汤 ···································· 010

桂枝加厚朴杏子汤 ························· 011

干姜附子汤 ································· 011

桂枝加芍药生姜各一两人参三两新加汤 ········· 012

麻杏甘石汤 ································· 012

桂枝甘草汤、茯苓桂枝甘草大枣汤 ·········· 012

厚朴生姜半夏甘草人参汤 ··················· 013

茯苓桂枝白术甘草汤 ······················· 013

芍药甘草附子汤 ····························· 014

茯苓四逆汤 ································· 014

调胃承气汤 ································· 014

五苓散 ····································· 015

茯苓甘草汤 ································· 016

栀子豉汤、栀子甘草豉汤、栀子生姜豉汤 ··········· 017

栀子厚朴汤、栀子干姜汤 ··············· 018

真武汤 ····································· 018

四逆汤 ····································· 019

小柴胡汤 ··································· 020

小建中汤 ··································· 022

大柴胡汤 ··································· 023

柴胡加芒硝汤 ······························· 023

桃核承气汤 ································· 024

柴胡加龙骨牡蛎汤 ························· 024

桂枝去芍药加蜀漆牡蛎龙骨救逆汤 ········· 024

桂枝加桂汤 ·· 025

桂枝甘草龙骨牡蛎汤 ······························ 025

抵当汤、抵当丸 ···································· 025

三　辨太阳病脉证并治（下） ·············· 027

大陷胸丸 ·· 027

大陷胸汤 ·· 027

小陷胸汤 ·· 028

文蛤散 ·· 028

三物白散 ·· 029

柴胡桂枝汤 ··· 029

柴胡桂枝干姜汤 ···································· 029

半夏泻心汤 ··· 030

十枣汤 ·· 030

大黄黄连泻心汤、附子泻心汤 ··············· 031

生姜泻心汤、甘草泻心汤 ····················· 031

赤石脂禹余粮汤 ···································· 032

旋覆代赭汤 ··· 032

桂枝人参汤 ··· 033

瓜蒂散 ·· 033

黄芩汤、黄芩加半夏生姜汤 ·················· 034

黄连汤 ·· 034

桂枝附子汤、桂枝附子去桂加白术汤 ······ 035

甘草附子汤 ··· 035

白虎汤 ·· 036

　　　炙甘草汤 ……………………………………………… 036

四　辨阳明病脉证并治 ……………………………………… 037

　　　大承气汤 ……………………………………………… 037

　　　小承气汤 ……………………………………………… 037

　　　猪苓汤 ………………………………………………… 040

　　　蜜煎导方、猪胆汁方 ………………………………… 041

　　　茵陈蒿汤 ……………………………………………… 041

　　　吴茱萸汤 ……………………………………………… 042

　　　麻子仁丸 ……………………………………………… 042

　　　栀子柏皮汤 …………………………………………… 042

　　　麻黄连轺赤小豆汤 …………………………………… 043

五　辨太阴病脉证并治 ……………………………………… 044

　　　桂枝加芍药汤、桂枝加大黄汤 ……………………… 044

六　辨少阴病脉证并治 ……………………………………… 045

　　　麻黄细辛附子汤 ……………………………………… 045

　　　麻黄附子甘草汤 ……………………………………… 045

　　　黄连阿胶汤 …………………………………………… 046

　　　附子汤 ………………………………………………… 046

　　　桃花汤 ………………………………………………… 046

　　　猪肤汤 ………………………………………………… 047

　　　甘草汤、桔梗汤 ……………………………………… 047

　　　苦酒汤 ………………………………………………… 047

　　　半夏散及汤 …………………………………………… 048

白通汤、白通加猪胆汁汤 ················· 048

通脉四逆汤 ··························· 048

四逆散 ····························· 049

七 辨厥阴病脉证并治 ··················· 050

乌梅丸 ····························· 050

当归四逆汤、当归四逆加吴茱萸生姜汤 ········· 050

麻黄升麻汤 ·························· 051

干姜黄芩黄连人参汤 ··················· 051

白头翁汤 ··························· 052

八 辨霍乱病脉证并治 ··················· 053

四逆加人参汤 ························ 053

理中丸 ····························· 053

通脉四逆加猪胆汁汤 ··················· 054

九 辨阴阳易瘥后劳复病脉证并治 ··········· 055

烧裈散 ····························· 055

枳实栀子豉汤 ························ 055

牡蛎泽泻散 ·························· 056

竹叶石膏汤 ·························· 056

麻黄七禁 ··························· 056

后记 ································· 058

附录 ································· 060

一　辨太阳病脉证并治（上）

桂枝汤

项强头痛汗憎风，桂芍生姜三两同，

枣十二枚甘二两，解肌还借粥之功。

12. 太阳中风，阳浮而阴弱，阳浮者，热自发，阴弱者，汗自出，啬啬恶寒，淅淅恶风，翕翕发热，鼻鸣干呕者，桂枝汤主之。

13. 太阳病，头痛，发热，汗出，恶风，桂枝汤主之。

15. 太阳病，下之后，其气上冲者，可与桂枝汤，方用前法；若不上冲者，不得与之。

17. 若酒客病，不可与桂枝汤，得之则呕，以酒客不喜甘故也。

18. 喘家，作桂枝汤，加厚朴杏子佳。

19. 凡服桂枝汤吐者，其后必吐脓血也。

24. 太阳病，初服桂枝汤，反烦不解者，先刺风池、风府，却与桂枝汤则愈。

42. 太阳病，外证未解，脉浮弱者，当以汗解，宜桂枝汤。

44. 太阳病，外证未解，不可下也，下之为逆，欲解外者，宜桂枝汤。

45. 太阳病，先发汗不解，而复下之，脉浮者不愈。浮为在外，而反下之，故令不愈。今脉浮，故在外，当须解外则愈，宜桂枝汤。

53. 病常自汗出者，此为荣气和，荣气和者，外不谐，以卫气不共荣气谐和故尔。以荣行脉中，卫行脉外。复发其汗，荣卫和则愈。宜桂枝汤。

54. 病人脏无他病，时发热自汗出而不愈者，此卫气不和也，先其时发汗则愈，宜桂枝汤。

56. 伤寒不大便六七日，头痛有热者，与承气汤。其小便清者，知不在里，仍在表也，当须发汗。若头痛者，必衄。宜桂枝汤。

57. 伤寒发汗已解，半日许复烦，脉浮数者，可更发汗，宜桂枝汤。

95. 太阳病，发热汗出者，此为荣弱卫强，故使汗出，欲救邪风者，宜桂枝汤。

234. 阳明病，脉迟，汗出多，微恶寒者，表未解也，可发汗，宜桂枝汤。

276. 太阴病，脉浮者，可发汗，宜桂枝汤。

387. 吐利止，而身痛不休者，当消息和解其外，宜桂枝汤小和之。

桂枝加葛根汤

葛根四两走经输，项背几几反汗出，

恶风加入桂枝汤，经输不利中风苏。

14. 太阳病，项背强几几，反汗出恶风者，桂枝加葛根汤主之。

桂枝加附子汤

太阳发汗漏不止，其人恶风小便难，

四肢微急难屈伸，桂枝加附一枚安。

20. 太阳病，发汗，遂漏不止，其人恶风，小便难，四肢微急，难以屈伸者，桂枝加附子汤主之。

桂枝去芍药汤、桂枝去芍药加附子汤

脉促胸满下之后，桂枝汤去芍药收，

若见恶寒阳不振，更加附子一枚投。

21. 太阳病，下之后，脉促胸满者，桂枝去芍药汤主之。

22. 若微寒者，桂枝去芍药加附子汤主之。

桂枝麻黄各半汤

桂枝一两十六铢，麻芍草姜一两符，

二十四杏四枚枣，身痒不得小汗出。

23. 太阳病，得之八九日，如疟状，发热恶寒，热多寒少，其人不呕，清便欲自可，一日二三度发。脉微缓者，为欲愈也；脉微而恶寒者，此阴阳俱虚，不可更发汗、更下、更吐也；面色反有热色者，未欲解也，以其不能得小汗出，身必痒，宜桂枝麻黄各半汤。

桂枝二麻黄一汤

一两六铢麻姜芍，十六杏仁五枚枣，

一两二草七桂枝，似疟再发汗解高。

25. 服桂枝汤，大汗出，脉洪大者，与桂枝汤如前法；若形似疟，一日再发者，汗出必解，宜桂枝二麻黄一汤。

白虎加人参汤

桂枝汤服大汗出，烦渴不解脉洪大，

膏斤知六参三两，二草六粳米熟夸。

26. 服桂枝汤，大汗出后，大烦渴不解，脉洪大者，白虎加人参汤主之。

168. 伤寒若吐若下后，七八日不解，热结在里，表里俱热，时时恶风，大渴，舌上干燥而烦，欲饮水数升者，白虎加人参汤主之。

169. 伤寒无大热，口燥渴，心烦，背微恶寒者，白虎加人参汤主之。

170. 伤寒脉浮，发热无汗，其表不解，不可与白虎汤。渴欲饮水，无表证者，白虎加人参汤主之。

222. 若渴欲饮水，口干舌燥者，白虎加人参汤主之。

桂枝二越婢一汤

太阳发热恶寒作，热多寒少脉微弱，

不可发汗此无阳，桂枝二越婢一汤。

姜二膏半草麻二，枣十五枚越婢方。

27. 太阳病，发热恶寒，热多寒少，脉微弱者，此无阳也，不可发汗，宜桂枝二越婢一汤。

桂枝去桂加茯苓白术汤

服桂头项仍强痛，无汗心下满微痛，
小便不利翕发热，去桂再加苓术宗。
经输不利此属腑，利小便对发汗迴。

28. 服桂枝汤，或下之，仍头项强痛，翕翕发热，无汗，心下满微痛，小便不利者，桂枝去桂加茯苓白术汤主之。

甘草干姜汤

心烦脚挛理须明，攻表误行厥便成，
二两干姜四两草，伤寒里虚之变证。

芍药甘草汤

芍甘四两各相均，两脚拘挛病在筋，
阳旦误投热气烁，苦甘相济即时伸。

29. 伤寒脉浮，自汗出，小便数，心烦，微恶寒，脚挛急，反与桂枝欲攻其表，此误也。得之便厥，咽中干，烦躁，吐逆者，作甘草干姜汤与之，以复其阳；若厥愈足温者，更作芍药甘草汤与之，其脚即伸；若胃气不和，谵语者，少与调胃承气汤；若重发汗，复加烧针者，四逆汤主之。

二　辨太阳病脉证并治（中）

葛根汤、葛根加半夏汤

太阳项背强几几，无汗恶风葛根宜，

桂甘芍二麻姜三，十二枚枣四葛齐。

太阳阳明合病者，葛根汤必自下利，

不自下利但呕者，半升半夏加前洗。

31. 太阳病，项背强几几，无汗恶风，葛根汤主之。

32. 太阳与阳明合病者，必自下利，葛根汤主之。

33. 太阳与阳明合病，不下利但呕者，葛根加半夏汤
主之。

葛根芩连汤

桂枝反下利不止，误下热迫大肠知，

喘汗脉促表未解，葛根芩连汤主之。

甘草二两葛半斤，芩连三两同煎使。

34. 太阳病，桂枝证，医反下之，利遂不止，脉促者，表未解也；喘而汗出者，葛根黄芩黄连汤主之。

麻黄汤

头痛发热太阳病，身疼腰痛骨节痛，

恶风无汗而喘者，三二一两七十杏。

35. 太阳病，头痛发热，身疼腰痛，骨节疼痛，恶风，无汗而喘者，麻黄汤主之。

36. 太阳与阳明合病，喘而胸满者，不可下，宜麻黄汤。

37. 太阳病，十日以去，脉浮细而嗜卧者，外已解也。设胸满胁痛者，与小柴胡汤。脉但浮者，与麻黄汤。

46. 太阳病，脉浮紧，无汗，发热，身疼痛，八九日不解，表证仍在，此当发其汗。服药已微除，其人发烦目瞑，剧者必衄，衄乃解。所以然者，阳气重故也。麻黄汤主之。

51. 脉浮者，病在表，可发汗，宜麻黄汤。

52. 脉浮而数者，可发汗，宜麻黄汤。

55. 伤寒脉浮紧，不发汗，因致衄者，麻黄汤主之。

232. 脉但浮，无余证者，与麻黄汤。若不尿，腹满加哕者，不治。

235. 阳明病，脉浮，无汗而喘者，发汗则愈，宜麻黄汤。

大青龙汤

太阳中风脉浮紧，发热恶寒身痛因，

不汗烦躁大青龙，麻六膏如鸡子匀，

枣十二枚杏四十，姜三桂甘二两均。

汗出恶风不可服，厥逆筋惕服肉眴；

温服一升取微汗，汗多温粉粉之散；

一服汗者停后服，汗多亡阳躁难眠。

38. 太阳中风，脉浮紧，发热恶寒，身疼痛，不汗出而烦躁者，大青龙汤主之。若脉微弱，汗出恶风者，不可服之。服之则厥逆，筋惕肉眴，此为逆也。

39. 伤寒脉浮缓，身不疼但重，乍有轻时，无少阴证者，大青龙汤发之。

小青龙汤

心下水气表不解，干呕发热渴利噎，

小便不利少腹满，咳喘小青龙汤截。

渴去半夏加蒌根仁，微利去麻加芫花；

熬令赤色如鸡子，若噎去麻一附加；

小便不利少腹满，茯苓四两再去麻；

若喘除麻加杏仁，须去皮尖半升佳；

味夏半升余三两，芍甘干姜细桂麻。

40. 伤寒表不解，心下有水气，干呕，发热而咳，或渴，或利，或噎，或小便不利、少腹满，或喘者，小青龙汤主之。

41. 伤寒心下有水气，咳而微喘，发热不渴。服汤已渴者，此寒去欲解也。小青龙汤主之。

桂枝加厚朴杏子汤

下之微喘未解表，喘家厚朴杏子好，

厚朴二两五十杏，桂麻治喘之微妙。

43. 太阳病，下之微喘者，表未解故也，桂枝加厚朴杏子汤主之。

干姜附子汤

生附一枚一两姜，昼间烦躁夜安常，

不呕不渴脉沉微，身无大热无表详。

61. 下之后，复发汗，昼日烦躁不得眠，夜而安静，不呕，不渴，无表证，脉沉微，身无大热者，干姜附子汤主之。

桂枝加芍药生姜各一两人参三两新加汤

汗后身痛脉迟沉，桂枝新加三两参，

生姜白芍增一两，此法蕴深轶医林。

62. 发汗后，身疼痛，脉沉迟者，桂枝加芍药生姜各一两人参三两新加汤主之。

麻杏甘石汤

麻黄四两半斤膏，五十杏仁二甘草，

汗出而喘无大热，麻杏甘石汤速熬。

63. 发汗后，不可更行桂枝汤，汗出而喘，无大热者，可与麻黄杏仁甘草石膏汤。

162. 下后不可更行桂枝汤，若汗出而喘，无大热者，可与麻黄杏子甘草石膏汤。

桂枝甘草汤、茯苓桂枝甘草大枣汤

桂枝甘草取甘温，汗过叉手自冒心，

心下悸动欲得按，四桂二草药力均。

发汗其人脐下悸，欲作奔豚须注意，

茯苓半斤枣十五，甘澜水煮法亦奇。

64. 发汗过多，其人叉手自冒心，心下悸，欲得按者，桂枝甘草汤主之。

65. 发汗后，其人脐下悸者，欲作奔豚，茯苓桂枝甘草大枣汤主之。

厚朴生姜半夏甘草人参汤

发汗之后腹胀满，朴姜夏草人参管，

半斤半升二一两，汗后调和法亦赞。

66. 发汗后，腹胀满者，厚朴生姜半夏甘草人参汤主之。

茯苓桂枝白术甘草汤

吐下心下即逆满，气上冲胸起头眩，

发汗动经身振摇，苓桂术甘沉紧煎，

茯四桂三术草二，温中降逆果圣贤。

67. 伤寒若吐若下后，心下逆满，气上冲胸，起则头眩，脉沉紧，发汗则动经，身为振振摇者，茯苓桂枝白术甘草汤主之。

芍药甘草附子汤

发汗之后病不解，反恶寒者虚故也，

芍药甘草附子汤，一附芍甘各三两。

68. 发汗，病不解，反恶寒者，虚故也，芍药甘草附子汤主之。

茯苓四逆汤

茯苓四逆一两参，汗伤心液下伤肾，

汗下不解烦躁者，茯苓四两误治尊。

69. 发汗，若下之，病仍不解，烦躁者，茯苓四逆汤主之。

调胃承气汤

调胃承气草二两，酒洗去皮四大黄，

胃气不和病谵语，去滓煮入半升芒。

70. 发汗后恶寒者，虚故也。不恶寒，但热者，实也。当和胃气，与调胃承气汤。

94. 太阳病未解，脉阴阳俱停，必先振栗，汗出而解。

但阳脉微者，先汗出而解；但阴脉微者，下之而解。若欲下之，宜调胃承气汤。

105. 伤寒十三日，过经谵语者，以有热也，当以汤下之。若小便利者，大便当硬，而反下利，脉调和者，知医以丸药下之，非其治也。若自下利者，脉当微厥，今反和者，此为内实也，调胃承气汤主之。

123. 太阳病，过经十余日，心下温温欲吐，而胸中痛，大便反溏，腹微满，郁郁微烦。先此时自极吐下者，与调胃承气汤。若不尔者，不可与。但欲呕，胸中痛，微溏者，此非柴胡汤证，以呕故知极吐下也。

207. 阳明病，不吐不下，心烦者，可与调胃承气汤。

248. 太阳病三日，发汗不解，蒸蒸发热者，属胃也，调胃承气汤主之。

249. 伤寒吐后，腹胀满者，与调胃承气汤。

五苓散

大汗胃干躁难眠，欲饮少与胃和安，

脉浮小便又不利，微热消渴五苓散。

苓猪白术十八铢，泽泻一两又六铢，

桂枝半两须去皮，暖水频饮汗出苏。

71. 太阳病，发汗后，大汗出，胃中干，烦躁不得眠，欲得饮水者，少少与饮之，令胃气和则愈。若脉浮，小便不利，微热消渴者，五苓散主之。

72. 发汗已，脉浮数，烦渴者，五苓散主之。

74. 中风发热，六七日不解而烦，有表里证，渴欲饮水，水入则吐者，名曰水逆，五苓散主之。

244. 太阳病，寸缓、关浮、尺弱，其人发热汗出，复恶寒，不呕，但心下痞者，此以医下之也。如其不下者，病人不恶寒而渴者，此转属阳明也。小便数者，大便必硬，不更衣十日，无所苦也。渴欲饮水，少少与之，但以法救之。渴者，宜五苓散。

茯苓甘草汤

汗多不渴此方求，茯苓甘草厥悸忧，

三姜一草二桂茯，须知水汗共源流。

73. 伤寒汗出而渴者，五苓散主之；不渴者，茯苓甘草汤主之。

356. 伤寒厥而心下悸，宜先治水，当服茯苓甘草汤，却治其厥。不尔，水渍入胃，必作利也。

栀子豉汤、栀子甘草豉汤、栀子生姜豉汤

水药难入口为逆，更汗吐下不止息，

三法虚烦不得眠，心中懊憹栀豉宜。

香豉四合栀十四，二两炙草若少气；

若呕五两生姜入，先栀后豉法煎记。

76. 发汗后，水药不得入口为逆，若更发汗，必吐下不止。发汗吐下后，虚烦不得眠，若剧者，必反覆颠倒，心中懊憹，栀子豉汤主之；若少气者，栀子甘草豉汤主之；若呕者，栀子生姜豉汤主之。

77. 发汗，若下之，而烦热、胸中窒者，栀子豉汤主之。

78. 伤寒五六日，大下之后，身热不去，心中结痛者，未欲解也，栀子豉汤主之。

221. 阳明病，脉浮而紧，咽燥口苦，腹满而喘，发热汗出，不恶寒反恶热，身重。若发汗则躁，心愦愦反谵语。若加温针，必怵惕烦躁不得眠。若下之，则胃中空虚，客气动膈，心中懊憹，舌上苔者，栀子豉汤主之。

228. 阳明病，下之，其外有热，手足温，不结胸，心中懊憹，饥不能食，但头汗出者，栀子豉汤主之。

375. 下利后更烦，按之心下濡者，为虚烦也，宜栀子豉汤。

栀子厚朴汤、栀子干姜汤

烦热胸中窒三法，伤寒五六日大下，

心中结痛热不去，卧起不安烦满加。

厚朴四两栀四枚，旧微溏者不可抓；

栀子干姜二两汤，热在微烦丸药下。

太阳由经传入腑，病以蓄水证为主，

由表传里必先胸，胸中火郁虚烦故。

79. 伤寒下后，心烦腹满，卧起不安者，栀子厚朴汤主之。

80. 伤寒，医以丸药大下之，身热不去，微烦者，栀子干姜汤主之。

81. 凡用栀子汤，病人旧微溏者，不可与服之。

真武汤

汗出不解发热仍，心悸头眩身𥆧动，

振振欲擗地真武，一附二术余三共。

82. 太阳病发汗，汗出不解，其人仍发热，心下悸，头眩，身𥆧动，振振欲擗地者，真武汤主之。

316. 少阴病，二三日不已，至四五日，腹痛，小便不利，四肢沉重疼痛，自下利者，此为有水气。其人或咳，或小便利，或下利，或呕者，真武汤主之。

四逆汤

生附一枚两半姜，草须二两少阴方，

少阴脉沉急温之，建功姜附如良将。

91. 伤寒，医下之，续得下利清谷不止，身疼痛者，急当救里；后身疼痛，清便自调者，急当救表。救里宜四逆汤，救表宜桂枝汤。

92. 病发热头痛，脉反沉，若不瘥，身体疼痛，当救其里。

225. 脉浮而迟，表热里寒，下利清谷者，四逆汤主之。

277. 自利不渴者，属太阴，以其脏有寒故也，当温之，宜服四逆辈。

323. 少阴病，脉沉者，急温之，宜四逆汤。

324. 少阴病，饮食入口则吐，心中温温欲吐，复不能吐。始得之，手足寒，脉弦迟者，此胸中实，不可下也，当吐之。若膈上有寒饮，干呕者，不可吐也，当温之，宜四逆汤。

353. 大汗出，热不去，内拘急，四肢疼，又下利，厥逆而恶寒者，四逆汤主之。

354. 大汗，若大下利，而厥冷者，四逆汤主之。

372. 下利，腹胀满，身体疼痛者，先温其里，乃攻其表，温里宜四逆汤，攻表宜桂枝汤。

377. 呕而脉弱，小便复利，身有微热，见厥者难治，四逆汤主之。

388. 吐利汗出，发热恶寒，四肢拘急，手足厥冷者，四逆汤主之。

389. 既吐且利，小便复利，而大汗出，下利清谷，内寒外热，脉微欲绝者，四逆汤主之。

小柴胡汤

伤寒五六日中风，往来寒热苦满成，

嘿不欲食心烦呕，柴胡半斤夏半升，

三两姜参芩与草，十二枣煎去滓重。

胸烦不呕除夏参，蒌实一枚煮入分；

或渴加参除半夏，两半再加四蒌根；

胁痞除枣四牡蛎，腹痛三芍除黄芩；

小便不利心下悸，茯苓四两去黄芩；

外有微热若不渴，桂三微汗去人参；

咳二干姜半升味，去除生姜大枣参。

96. 伤寒五六日，中风，往来寒热，胸胁苦满，嘿嘿不欲饮食，心烦喜呕，或胸中烦而不呕，或渴，或腹中痛，或胁下痞硬，或心下悸、小便不利，或不渴、身有微热，或咳者，小柴胡汤主之。

97. 血弱气尽，腠理开，邪气因入，与正气相搏，结于胁下。正邪分争，往来寒热，休作有时，嘿嘿不欲饮食。脏腑相连，其痛必下，邪高痛下，故使呕也。小柴胡汤主之。服柴胡汤已，渴者，属阳明，以法治之。

98. 得病六七日，脉迟浮弱，恶风寒，手足温。医二三下之，不能食，而胁下满痛，面目及身黄，颈项强，小便难者，与柴胡汤，后必下重。本渴，饮水而呕者，柴胡汤不中与也，食谷者哕。

99. 伤寒四五日，身热恶风，颈项强，胁下满，手足温而渴者，小柴胡汤主之。

101. 伤寒中风，有柴胡证，但见一证便是，不必悉具。凡柴胡汤病证而下之，若柴胡证不罢者，复与柴胡汤，必蒸蒸而振，却复发热汗出而解。

144. 妇人中风，七八日，续得寒热，发作有时，经水适断者，此为热入血室，其血必结，故使如疟状，发作有时，小柴胡汤主之。

148. 伤寒五六日，头汗出，微恶寒，手足冷，心下满，口不欲食，大便硬，脉细者，此为阳微结，必有表，复有里也。脉沉，亦在里也，汗出为阳微，假令纯阴结，不得复有外证，悉入在里，此为半在里半在外也。脉虽沉紧，不得为少阴病，所以然者，阴不得有汗，今头汗出，故知非少阴也，可与小柴胡汤。设不了了者，得屎而解。

229. 阳明病，发潮热，大便溏，小便自可，胸胁满不去者，与小柴胡汤。

230. 阳明病，胁下硬满，不大便而呕，舌上白苔者，可与小柴胡汤，上焦得通，津液得下，胃气因和，身濈然汗出而解。

231. 阳明中风，脉弦浮大而短气，腹都满，胁下及心痛，久按之气不通，鼻干不得汗，嗜卧，一身及目悉黄，小便难，有潮热，时时哕，耳前后肿，刺之小瘥，外不解，病过十日，脉续浮者，与小柴胡汤。

266. 本太阳病不解，转入少阳者，胁下硬满，干呕不能食，往来寒热，尚未吐下，脉沉紧者，与小柴胡汤。

267. 若已吐、下、发汗、温针，谵语，柴胡汤证罢，此为坏病，知犯何逆，以法治之。

379. 呕而发热者，小柴胡汤主之。

394. 伤寒瘥以后，更发热，小柴胡汤主之。脉浮者，以汗解之；脉沉实者，以下解之。

小建中汤

心中悸烦小建中，一升饴糖六芍功，

阳涩阴弦腹急痛，先与不瘥柴胡宗。

100. 伤寒，阳脉涩，阴脉弦，法当腹中急痛，先与小建中汤，不瘥者，小柴胡汤主之。

102. 伤寒二三日，心中悸而烦者，小建中汤主之。

大柴胡汤

八柴四枳五生姜，芩芍三两二大黄，

半夏半斤十二枣，少阳实证下之良。

呕不止而心下急，郁郁微烦大柴汤。

103. 太阳病，过经十余日，反二三下之，后四五日，柴胡证仍在者，先与小柴胡。呕不止，心下急，郁郁微烦者，为未解也，与大柴胡汤，下之则愈。

165. 伤寒发热，汗出不解，心中痞硬，呕吐而下利者，大柴胡汤主之。

柴胡加芒硝汤

小柴胡加芒硝者，少阳证本兼潮热，

误下热来日晡所，补兼荡涤二两赊。

104. 伤寒十三日不解，胸胁满而呕，日晡所发潮热，已而微利，此本柴胡证，下之以不得利，今反利者，知医以丸药下之，非其治也。潮热者，实也，先宜服小柴胡汤以解外，后以柴胡加芒硝汤主之。

桃核承气汤

热结膀胱人如狂，五十桃仁四大黄，
外解少腹急结者，桂草芒硝各二两。

106. 太阳病不解，热结膀胱，其人如狂，血自下，下者愈。其外不解者，尚未可攻，当先解其外；外解已，但少腹急结者，乃可攻之，宜桃核承气汤。

柴胡加龙骨牡蛎汤

参苓龙牡桂铅丹，生姜芩皆一两半，
柴胡四两大黄二，枣六半夏二合半。
胸满烦惊小不利，一身尽重谵语乱。

107. 伤寒八九日，下之，胸满烦惊，小便不利，谵语，一身尽重，不可转侧者，柴胡加龙骨牡蛎汤主之。

桂枝去芍药加蜀漆牡蛎龙骨救逆汤

桂枝去芍已名汤，蜀漆还加龙牡藏，

蜀漆龙牡三四五，火劫心阳亡惊狂。

112. 伤寒脉浮，医以火迫劫之，亡阳必惊狂，卧起不安者，桂枝去芍药加蜀漆牡蛎龙骨救逆汤主之。

桂枝加桂汤

烧针令汗针处寒，核起而赤奔豚源，

气从少腹上冲心，桂枝加桂二两安。

117. 烧针令其汗，针处被寒，核起而赤者，必发奔豚。气从少腹上冲心者，灸其核上各一壮，与桂枝加桂汤更加桂二两也。

桂枝甘草龙骨牡蛎汤

火逆下之烦躁起，桂甘龙牡汤救逆，

桂一龙牡炙甘二，误下心阳受损机。

118. 火逆下之，因烧针烦躁者，桂枝甘草龙骨牡蛎汤主之。

抵当汤、抵当丸

大黄三两桃二十，水蛭虻虫各三十，

化热入里邪血结，丸桃加五虫二十。

124. 太阳病六七日，表证仍在，脉微而沉，反不结胸，其人发狂者，以热在下焦，少腹当硬满，小便自利者，下血乃愈。所以然者，以太阳随经，瘀热在里故也，抵当汤主之。

125. 太阳病身黄，脉沉结，少腹硬，小便不利者，为无血也。小便自利，其人如狂者，血证谛也，抵当汤主之。

126. 伤寒有热，少腹满，应小便不利，今反利者，为有血也，当下之，不可余药，宜抵当丸。

237. 阳明证，其人喜忘者，必有蓄血。所以然者，本有久瘀血，故令喜忘。屎虽硬，大便反易，其色必黑者，宜抵当汤下之。

257. 病人无表里证，发热七八日，虽脉浮数者，可下之。假令已下，脉数不解，合热则消谷喜饥，至六七日不大便者，有瘀血，宜抵当汤。

三　辨太阳病脉证并治（下）

大陷胸丸

大陷胸丸法最超，半升葶苈杏芒硝，

项亦强如柔痉状，半斤大黄因下早。

131. 病发于阳，而反下之，热入因作结胸；病发于阴，而反下之，因作痞也。所以成结胸者，以下之太早故也。结胸者，项亦强，如柔痉状，下之则和，宜大陷胸丸。

大陷胸汤

一钱甘遂一升硝，六两大黄把皮削，

日晡潮热腹痛满，胸前水热互结消。

134. 太阳病，脉浮而动数，浮则为风，数则为热，动则为痛，数则为虚，头痛发热，微盗汗出，而反恶寒者，表未解也。医反下之，动数变迟，膈内拒痛。胃中空虚。客气动膈，短气躁烦，心中懊憹，阳气内陷，心下因硬，则为结

胸，大陷胸汤主之。若不结胸，但头汗出，余处无汗，剂颈
而还，小便不利，身必发黄。

135. 伤寒六七日，结胸热实，脉沉而紧，心下痛，按之
石硬者，大陷胸汤主之。

136. 伤寒十余日，热结在里，复往来寒热者，与大柴胡
汤；但结胸，无大热者，此为水结在胸胁也，但头微汗出
者，大陷胸汤主之。

137. 太阳病，重发汗而复下之，不大便五六日，舌上燥
而渴，日晡所小有潮热，从心下至少腹硬满而痛，不可近
者，大陷胸汤主之。

小陷胸汤

正在心下按之痛，脉浮滑者小陷胸，

瓜蒌大者取一枚，黄连一两夏半升。

138. 小结胸病，正在心下，按之则痛，脉浮滑者，小陷
胸汤主之。

文蛤散

阳应汗解反水渍，热劫不去更烦心，

意欲饮水反不渴，五两文蛤沸汤浸。

三物白散

寒实结胸无热证，三物白散一分成，

巴豆熬黑研如脂，桔梗贝母三分功。

141. 病在阳，应以汗解之，反以冷水潠之，若灌之，其热被劫不得去，弥更益烦，肉上粟起，意欲饮水，反不渴者，服文蛤散。若不瘥者，与五苓散。寒实结胸，无热证者，与三物小陷胸汤。白散亦可服。

柴胡桂枝汤

微呕发热微恶寒，心下支结节疼烦，

太少并病此为因，柴胡桂枝量半煎。

146. 伤寒六七日，发热微恶寒，支节烦疼，微呕，心下支结，外证未去者，柴胡桂枝汤主之。

柴胡桂枝干姜汤

心烦胸胁满微结，往来寒热为未解，

不呕渴但头汗出，柴桂干姜汤煎决，

八柴二草牡蛎姜，苓桂三萎根四偕。

147. 伤寒五六日，已发汗而复下之，胸胁满微结，小便不利，渴而不呕，但头汗出，往来寒热，心烦者，此为未解也，柴胡桂枝干姜汤主之。

半夏泻心汤

三两干姜参草芩，一两黄连呕热寻，

半夏半升枣十二，去滓重煎守苦箴。

149. 伤寒五六日，呕而发热者，柴胡汤证具，而以他药下之，柴胡证仍在者，复与柴胡汤。此虽已下之，不为逆，必蒸蒸而振，却发热汗出而解。若心下满而硬痛者，此为结胸也，大陷胸汤主之。但满而不痛者，此为痞，柴胡不中与之，宜半夏泻心汤。

十枣汤

心下痞硬满头痛，干呕短气胁下痛，

漐漐汗出时发作，表解里未和可攻，

十枣非君非汤剂，芫花甘遂大戟从。

152. 太阳中风，下利呕逆，表解者，乃可攻之。其人漐漐汗出，发作有时，头痛，心下痞，硬满，引胁下痛，干呕短气，汗出不恶寒者，此表解里未和也，十枣汤主之。

大黄黄连泻心汤、附子泻心汤

心下痞而按之濡，其人者脉关上浮，

大黄二两黄连一，大黄黄连泻心主。

附子一枚一两芩，心痞复恶寒汗出。

154. 心下痞，按之濡，其脉关上浮者，大黄黄连泻心汤主之。

155. 心下痞，而复恶寒汗出者，附子泻心汤主之。

156. 本以下之，故心下痞，与泻心汤。痞不解，其人渴而口燥烦，小便不利者，五苓散主之。

164. 伤寒大下后，复发汗，心下痞，恶寒者，表未解也。不可攻痞，当先解表，表解乃可攻痞。解表宜桂枝汤，攻痞宜大黄黄连泻心汤。

生姜泻心汤、甘草泻心汤

心下痞硬胃不和，干噫食臭下利者，

腹中雷鸣胁有水，四两生姜泻心火。

半夏泻心余不变，唯剩一两干姜里；

甘草泻心亦四两，下之痞甚非结热；

干呕心烦不得安，客气上逆胃虚弱，

方中本应有人参，各方考据知脱落。

157. 伤寒，汗出解之后，胃中不和，心下痞硬，干噫食臭，胁下有水气，腹中雷鸣，下利者，生姜泻心汤主之。

158. 伤寒中风，医反下之，其人下利日数十行，谷不化，腹中雷鸣，心下痞硬而满，干呕心烦不得安，医见心下痞，谓病不尽，复下之，其痞益甚，此非结热，但以胃中虚，客气上逆，故使硬也，甘草泻心汤主之。

赤石脂禹余粮汤

赤石禹粮各一斤，利在下焦此方真，
复不止者利小便，理中投之利益甚。

159. 伤寒服汤药，下利不止，心下痞硬。服泻心汤已，复以他药下之，利不止，医以理中与之，利益甚。理中者，理中焦，此利在下焦，赤石脂禹余粮汤主之。复利不止者，当利其小便。

旋覆代赭汤

旋覆代赭夏半升，三一甘草三两从，
参二姜五枣十二，噫气不除心痞硬。

161. 伤寒发汗，若吐若下，解后心下痞硬，噫气不除者，旋覆代赭汤主之。

桂枝人参汤

桂参汤即理中汤，桂枝四两草四两，

表里皆寒协热利，三两白术参干姜。

163. 太阳病，外证未除，而数下之，遂协热而利，利下不止，心下痞硬，表里不解者，桂枝人参汤主之。

瓜蒂散

胸中痞硬胸中寒，不得息气上冲咽，

赤豆一分豉一合，取汁和散瓜蒂散。

166. 病如桂枝证，头不痛，项不强，寸脉微浮，胸中痞硬，气上冲咽喉，不得息者，此为胸有寒也。当吐之，宜瓜蒂散。

355. 病人手足厥冷，脉乍紧者，邪结在胸中，心下满而烦，饥不能食者，病在胸中，当须吐之，宜瓜蒂散。

黄芩汤、黄芩加半夏生姜汤

十二枚枣黄芩汤，芍甘二两芩三两，

下利本方呕加味，半夏半升三两姜。

太阳少阳同合病，自下利者若呕尝。

172. 太阳与少阳合病，自下利者，与黄芩汤；若呕者，黄芩加半夏生姜汤主之。

333. 伤寒脉迟，六七日，而反与黄芩汤彻其热。脉迟为寒，今与黄芩汤，复除其热，腹中应冷，当不能食；今反能食，此名除中，必死。

黄连汤

胸中有热胃有邪，腹中痛者欲呕诀，

黄连汤三参草二，桂枝三两干姜切，

半夏半升枣十二，上热下寒痛呕灭。

173. 伤寒胸中有热，胃中有邪气，腹中痛，欲呕吐者，黄连汤主之。

桂枝附子汤、桂枝附子去桂加白术汤

身体疼烦难转侧，风湿相搏不呕渴，

脉象浮虚而涩者，桂枝附子四三个。

姜草二两枣十二，去桂加术四两拨，

生姜亦加多一两，大便硬小自利者。

174. 伤寒八九日，风湿相搏，身体疼烦，不能自转侧，不呕，不渴，脉浮虚而涩者，桂枝附子汤主之。若其人大便硬，小便自利者，去桂加白术汤主之。

甘草附子汤

风湿相搏骨节疼，不得屈伸烦掣痛，

近之痛剧汗气短，小便不利身微肿，

甘草附子二两枚，桂四二两白术同。

175. 风湿相搏，骨节烦疼，掣痛不得屈伸，近之则痛剧，汗出短气，小便不利，恶风不欲去衣，或身微肿者，甘草附子汤主之。

白虎汤

阳明白虎辨非难，难在阳邪背恶寒，

知六膏斤甘二两，米加六合服之安。

176. 伤寒脉浮滑，此以表有热，里有寒，白虎汤主之。

219. 三阳合病，腹满身重，难以转侧，口不仁面垢，谵语遗尿。发汗则谵语。下之则额上生汗，手足逆冷。若自汗出者，白虎汤主之。

350. 伤寒脉滑而厥者，里有热，白虎汤主之。

炙甘草汤

结代脉须四两甘，枣枚三十桂姜三，

半升麻麦一斤地，二两参胶酒水涵。

177. 伤寒脉结代，心动悸，炙甘草汤主之。

四　辨阳明病脉证并治

大承气汤

枳实五枚朴半斤，芒硝三合大四匀，

枳朴先熬黄后入，去滓入硝火微熏。

小承气汤

厚朴二两小承气，枳实三枚大四喜，

微和胃气热不潮，痞满燥实三分歧。

208. 阳明病，脉迟，虽汗出，不恶寒者，其身必重，短气腹满而喘，有潮热者，此外欲解，可攻里也。手足濈然汗出者，此大便已硬也，大承气汤主之；若汗多，微发热恶寒者，外未解也，其热不潮，未可与承气汤；若腹大满不通者，可与小承气汤，微和胃气，勿令至大泄下。

209. 阳明病，潮热，大便微硬者，可与大承气汤；不硬者不可与之。若不大便六七日，恐有燥屎，欲知之法，少与小承气汤，汤入腹中，转矢气者，此有燥屎也，乃可攻之；若不转矢气者，此但初头硬，后必溏，不可攻之，攻之，必胀满不能食也。欲饮水者，与水则哕。其后发热者，必大便复硬而少也，以小承气汤和之。不转矢气者，慎不可攻也。

212. 伤寒若吐、若下后不解，不大便五六日，上至十余日，日晡所发潮热，不恶寒，独语如见鬼状。若剧者，发则不识人，循衣摸床，惕而不安，微喘直视，脉弦者生，涩者死。微者，但发热谵语者，大承气汤主之。若一服利，则止后服。

213. 阳明病，其人多汗，以津液外出，胃中燥，大便必硬，硬则谵语，小承气汤主之。若一服谵语止者，更莫复服。

214. 阳明病，谵语发潮热，脉滑而疾者，小承气汤主之。因与承气汤一升，腹中转气者，更服一升；若不转气者，勿更与之。明日又不大便，脉反微涩者，里虚也，为难治，不可更与承气汤也。

215. 阳明病，谵语有潮热，反不能食者，胃中必有燥屎五六枚也；若能食者，但硬耳，宜大承气汤下之。

217. 汗出谵语者，以有燥屎在胃中，此为风也，须下者，过经乃可下之。下之若早，语言必乱，以表虚里实故也。下之愈，宜大承气汤。

220. 二阳并病，太阳证罢，但发潮热，手足漐漐汗出，大便难而谵语者，下之则愈，宜大承气汤。

238. 阳明病，下之，心中懊忱而烦，胃中有燥屎者，可攻。腹微满，初头硬，后必溏，不可攻之。若有燥屎者，宜大承气汤。

240. 病人烦热，汗出则解，又如疟状，日晡所发热者，属阳明也。脉实者，宜下之；脉浮虚者，宜发汗。下之与大承气汤，发汗宜桂枝汤。

241. 大下后，六七日不大便，烦不解，腹满痛者，此有燥屎也。所以然者，本有宿食故也，宜大承气汤。

242. 病人小便不利，大便乍难乍易，时有微热，喘冒不能卧者，有燥屎也，宜大承气汤。

250. 太阳病，若吐、若下、若发汗后，微烦，小便数，大便因硬者，与小承气汤和之愈。

251. 得病二三日，脉弱，无太阳、柴胡证，烦躁，心下硬。至四五日，虽能食，以小承气汤，少少与，微和之，令小安，至六日，与承气汤一升。若不大便六七日，小便少者，虽不受食，但初头硬，后必溏，未定成硬，攻之必溏；须小便利，屎定硬，乃可攻之，宜大承气汤。

252. 伤寒六七日，目中不了了，睛不和，无表里证，大便难，身微热者，此为实也。急下之，宜大承气汤。

253. 阳明病，发热汗多者，急下之，宜大承气汤。

254. 发汗不解，腹满痛者，急下之，宜大承气汤。

255. 腹满不减，减不足言，当下之，宜大承气汤。

256. 阳明少阳合病，必下利，其脉不负者，为顺也；负者，失也。互相克贼，名为负也。脉滑而数者，有宿食也，当下之，宜大承气汤。

320. 少阴病，得之二三日，口燥咽干者，急下之，宜大承气汤。

321. 少阴病，自利清水，色纯青，心下必痛，口干燥者，可下之，宜大承气汤。

322. 少阴病，六七日，腹胀不大便者，急下之，宜大承气汤。

374. 下利，谵语者，有燥屎也，宜小承气汤。

猪苓汤

猪苓五苓除桂术，加入阿胶滑石停，

利水养阴兼清热，水热互结一两平。

223. 若脉浮发热，渴欲饮水，小便不利者，猪苓汤主之。

224. 阳明病，汗出多而渴者，不可与猪苓汤，以汗多胃中燥，猪苓汤复利其小便故也。

319. 少阴病，下利六七日，咳而呕渴，心烦不得眠者，猪苓汤主之。

蜜煎导方、猪胆汁方

蜜煎熟后样如饴，温纳肛中法本奇，

更有醋调胆汁灌，外通二法审谁宜。

233. 阳明病，自汗出，若发汗，小便自利者，此为津液内竭，虽硬不可攻之，当须自欲大便，宜蜜煎导而通之。若土瓜根及大猪胆汁，皆可为导。

茵陈蒿汤

但头汗出身无汗，小便不利齐颈还，

渴引水浆里瘀热，栀子十四六二煎（茵陈蒿六两、大黄二两）。

236. 阳明病，发热汗出者，此为热越，不能发黄也。但头汗出，身无汗，剂颈而还，小便不利，渴引水浆者，此为瘀热在里，身必发黄，茵陈蒿汤主之。

260. 伤寒七八日，身黄如橘子色，小便不利，腹微满者，茵陈蒿汤主之。

吴茱萸汤

食谷欲呕属阳明，得汤反剧上焦征，

胃寒气逆之呕吐，先洗吴萸一升盛，

参三姜六枣十二，吐利头疼烦躁宁。

243. 食谷欲呕，属阳明也，吴茱萸汤主之。得汤反剧者，属上焦也。

309. 少阴病，吐利，手足逆冷，烦躁欲死者，吴茱萸汤主之。

378. 干呕吐涎沫，头痛者，吴茱萸汤主之。

麻子仁丸

一升杏子二升麻，枳芍半斤效可夸，

黄朴一斤丸饮下，缓通脾约是专家。

247. 趺阳脉浮而涩，浮则胃气强，涩则小便数，浮涩相搏，大便则硬，其脾为约，麻子仁丸主之。

栀子柏皮汤

栀子柏皮甘草一，十五栀子不去皮，

身黄发热二黄柏，热重于湿审病机。

261. 伤寒身黄发热，栀子柏皮汤主之。

麻黄连轺赤小豆汤

麻黄连轺赤豆汤，一升姜草亦二两_{（赤小豆一升）}，

梓皮一升杏四十，枣十二枚身必黄。

262. 伤寒瘀热在里，身必黄，麻黄连轺赤小豆汤主之。

五 辨太阴病脉证并治

桂枝加芍药汤、桂枝加大黄汤

桂枝倍芍转输脾，腹满痛气滞络瘀，

大实痛因反下误，大黄二两下无疑。

279. 本太阳病，医反下之，因尔腹满时痛者，属太阴也，桂枝加芍药汤主之；大实痛者，桂枝加大黄汤主之。

280. 太阴为病，脉弱，其人续自便利，设当行大黄芍药者，宜减之，以其人胃气弱，易动故也。下利者，先煎芍药三沸。

六 辨少阴病脉证并治

麻黄细辛附子汤

麻黄二两细辛同，附子一枚力最雄，

少阴始得反发热，脉沉诸证奏奇功。

301. 少阴病，始得之，反发热，脉沉者，麻黄细辛附子汤主之。

麻黄附子甘草汤

二三无里微发汗，一枚附子破八片，

麻黄甘草皆二两，下利厥逆诸里寒。

302. 少阴病，得之二三日，麻黄附子甘草汤微发汗。以二三日无里证，故微发汗也。

黄连阿胶汤

心中烦而不得卧，黄连阿胶四三博，

芩芍二两蛋二枚，心肾不交热化多。

303. 少阴病，得之二三日以上，心中烦，不得卧，黄连阿胶汤主之。

附子汤

生附二枚附子汤，芩芍三两术四两，

人参二两背恶寒，手足寒痛脉沉方。

304. 少阴病，得之一二日，口中和，其背恶寒者，当灸之，附子汤主之。

305. 少阴病，身体痛，手足寒，骨节痛，脉沉者，附子汤主之。

桃花汤

桃花汤粳米一升，赤脂一斤半全用，

一半筛末一干姜，大肠滑脱便血脓。

306. 少阴病，下利便脓血者，桃花汤主之。

307. 少阴病，二三日至四五日，腹痛，小便不利，下利不止，便脓血者，桃花汤主之。

猪肤汤

下利咽痛少阴病，胸满心烦猪肤证，

一斤去滓加蜜粉，虚热上扰之咽痛。

310. 少阴病，下利咽痛，胸满心烦，猪肤汤主之。

甘草汤、桔梗汤

客热咽痛甘草汤，不瘥再与桔梗汤，

甘草二两独一味，开肺利咽桔一两。

311. 少阴病，二三日，咽痛者，可与甘草汤；不瘥，与桔梗汤。

苦酒汤

难言咽中伤生疮，声不出者苦酒汤，

夏如枣核十四枚，刀环捧壳蛋去黄，

少少含咽能三剂，清热涤痰消肿疮。

312. 少阴病，咽中伤，生疮，不能语言，声不出者，苦酒汤主之。

半夏散及汤

半夏桂甘等分散，寸匕汤倍沸入煎，

下火小冷少咽之，少阴寒滞咽痛痊。

313. 少阴病，咽中痛，半夏散及汤主之。

白通汤、白通加猪胆汁汤

下利脉微白通汤，葱白四茎两干姜，

附子一枚宜生用，干呕烦者胆汁襄，

人尿五合汁一合，格拒佐阴盛戴阳。

314. 少阴病，下利，白通汤主之。

315. 少阴病，下利脉微者，与白通汤；利不止，厥逆无脉，干呕烦者，白通加猪胆汁汤主之。服汤脉暴出者死，微续者生。

通脉四逆汤

一枚生附干姜三，二两甘草格阳探，

外热里寒面赤厥，脉微欲绝不恶寒。

面赤加葱白九茎，去葱二芍腹中痛；

呕者生姜加二两，咽痛去芍一桔梗；

利止脉却不出者，人参二两去桔梗。

317. 少阴病，下利清谷，里寒外热，手足厥逆，脉微欲绝，身反不恶寒，其人面色赤，或腹痛，或干呕，或咽痛，或利止脉不出者，通脉四逆汤主之。

四逆散

四逆散药各十分，柴芍枳甘量相均。

咳者加并主下利，五味干姜各五分；

悸者桂枝加五分，小便不利苓五分；

附子一枚腹中痛，薤白煮泄利下重；

去滓入散三寸匕，煮取一升半汤成。

318. 少阴病，四逆，其人或咳，或悸，或小便不利，或腹中痛，或泄利下重者，四逆散主之。

七 辨厥阴病脉证并治

乌梅丸

六两柏参桂附辛，黄连十六厥阴尊，

归椒四两梅三百，十两干姜久利真。

338. 伤寒，脉微而厥，至七八日，肤冷，其人躁，无暂安时者，此为脏厥，非蛔厥也。蛔厥者，其人当吐蛔。今病者静，而复时烦者，此为脏寒，蛔上入其膈，故烦，须臾复止，得食而呕，又烦者，蛔闻食臭出，其人常自吐蛔。蛔厥者，乌梅丸主之。又主久利。

当归四逆汤、当归四逆加吴茱萸生姜汤

手足厥寒脉细绝，当归四逆三两接，

二十五枚枣煎煮，甘通二两能回厥。

其人内有久寒者，二升吴萸姜半切。

351. 手足厥寒，脉细欲绝者，当归四逆汤主之。

352. 若其人内有久寒者，宜当归四逆加吴茱萸生姜汤。

麻黄升麻汤

二半麻一一升归，十八铢芩知葳蕤_(升麻、当归一两一分)，

天冬桂草苓芍膏，白术干姜六铢随，

上热下寒阳郁虚，寸脉沉迟厥逆归。

357. 伤寒六七日，大下后，寸脉沉而迟，手足厥逆，下部脉不至，咽喉不利，唾脓血，泄利不止者，为难治，麻黄升麻汤主之。

干姜黄芩黄连人参汤

干姜连芩人参汤，寒格吐利各三两，

胃热脾寒相格拒，苦寒泄热温通阳。

359. 伤寒本自寒下，医复吐下之，寒格，更逆吐下；若食入口即吐，干姜黄芩黄连人参汤主之。

370. 下利清谷，里寒外热，汗出而厥者，通脉四逆汤主之。

白头翁汤

热利下重二两翁，三两连柏秦皮从，

下利欲饮以有热，肝经湿热迫肠通。

371. 热利下重者，白头翁汤主之。

373. 下利欲饮水者，以有热故也，白头翁汤主之。

八　辨霍乱病脉证并治

四逆加人参汤

四逆原方主救阳，加参一两救阴方，

恶寒脉微而复利，利止亡血津血伤。

385. 恶寒脉微而复利，利止亡血也，四逆加人参汤
主之。

理中丸

吐利腹痛用理中，术姜参草皆三同。

脐上筑者肾气动，去术加桂四两功；

吐多去术三两姜，下多白术仍留藏；

悸者茯苓加二两，渴者加术两半昌；

腹中痛者加人参，足前四两半总量；

寒者干姜量同参，腹满去术一附匡。

自温勿发揭衣被，服如食顷热粥尝。

386. 霍乱，头痛发热，身疼痛，热多欲饮水者，五苓散主之；寒多不用水者，理中丸主之。

396. 大病瘥后，喜唾，久不了了，胸上有寒，当以丸药温之，宜理中丸。

通脉四逆加猪胆汁汤

吐已下断汗出厥，四肢拘急而不解，

通脉四逆加胆汁，脉微欲绝半合接。

阳亡阴竭之危证，回阳救逆益阴竭。

390. 吐已下断，汗出而厥，四肢拘急不解，脉微欲绝者，通脉四逆加猪胆汁汤主之。

九　辨阴阳易瘥后劳复病脉证并治

烧裈散

近阴裆裤剪来烧，研末还须用水调，

同气相求疗二阴，长沙无法不翘翘。

392. 伤寒，阴阳易之为病，其人身体重，少气，少腹里急，或引阴中拘挛，热上冲胸，头重不欲举，眼中生花，膝胫拘急者，烧裈散主之。

枳实栀子豉汤

一升香豉枳三枚，十四山栀烦热该，

大病瘥后劳复者，宿食还借大黄开。

393. 大病瘥后，劳复者，枳实栀子豉汤主之。

牡蛎泽泻散

从腰以下有水气，病瘥牡蛎泽泻宜，

蜀漆葽根商陆根，等分海藻与葶苈。

395. 大病瘥后，从腰以下有水气者，牡蛎泽泻散主之。

竹叶石膏汤

三参二草一斤膏，虚羸少气呕逆呐，

粳夏半升叶二把，麦冬还配一升熬。

397. 伤寒解后，虚羸少气，气逆欲吐，竹叶石膏汤主之。

麻黄七禁

咽喉干燥不可汗，淋家发汗必血便；

疮家身疼汗则痉，衄家额陷不得眠；

直视难眴脉急紧，亡血寒栗而振颤；

汗家小便已阴疼，恍惚心乱禹粮丸；

病人有寒复发汗，胃中冷必吐蛔卵。

83. 咽喉干燥者，不可发汗。

84. 淋家不可发汗，发汗必便血。

85. 疮家，虽身疼痛，不可发汗，汗出则痉。

86. 衄家，不可发汗，汗出必额上陷，脉急紧，直视不能眴，不得眠。

87. 亡血家，不可发汗，发汗则寒栗而振。

88. 汗家，重发汗，必恍惚心乱，小便已，阴疼，与禹余粮丸。

89. 病人有寒，复发汗，胃中冷，必吐蛔。

后　记

　　《伤寒论》是医圣张仲景留下的医学经典，是后汉时期我国医药学发展水平和成就的反映，书中记载了113方（佚1方），91种药物，理、法、方、药环环相扣，临床非常实用，被历代医家奉为"医门之圭臬，医家之圣书"。

　　现代伤寒学术史上的三座高峰分别是"谨守病机派"的代表胡希恕先生，"脏腑经络派"的代表刘渡舟先生，"方证药证派"的代表叶橘泉先生。胡希恕及刘渡舟先生的弟子们，已分别将两位先生讲解《伤寒论》时的录音出版成讲稿，有兴趣的读者可以查阅和学习两位先生的学术思想。叶橘泉先生弟子、著名经方大家黄煌教授，已经在网络上开设了黄煌经方沙龙，旨在推广经方，扩大经方的应用范围，有兴趣的读者可以关注查阅学习。中医世家出身，中华人民共和国成立初期即饮誉三湘的彭崇让教授指出：中医的理、法、方、药四个环节，方剂是核心，而经方则代表了方剂学的最高成就。铁杆中医彭坚教授自述成才之路：启蒙老师、伯父彭崇让教授为其制定了读《伤寒》、重经方、用时方，走方证对应之路。彭教授学习和积累了 200 多首经方和 2000 多首时方，应用经方和时方结合治疗内外妇儿等各科疾病时信手拈来，游刃有余，并且疗效不凡。读者如果感兴趣，可以查阅彭坚教授《我是铁杆中医》《铁杆中医彭坚汤方实战录》等著作。

　　临床应用经方的基础是熟练掌握经方，即 113 方（佚 1 方）的适应证、禁忌证。笔者认为，学习《伤寒论》掌握经方的过程可以分成四步：第一步，熟悉背诵方歌；第二步，反复研读如胡希恕、刘渡舟先生讲稿以及背诵《伤寒论》原文；第三步，学习伤寒大家如胡希恕先生、刘渡舟先生、黄煌教授等的医案；第四步，临床反复应用、验证、感悟、总结。如此方能达到临床灵活运用经方的目的。笔者认为，彭坚教授的成才之路——读《伤寒》、重经方、用时方，走方证对应之路，很值得学习借鉴。最终时方与经方结合才能够扩大经方的治疗范围，使疗效更加可靠。本书即可供有诗词歌赋爱好的初学者、学生、中医爱好者，从学习《伤寒论》掌握经方的第一步——熟悉背诵方歌开始，逐渐登堂入室。读者可以选择从本书积累经方，结合背诵时方，最终经方和时方结合于临床，方能像彭坚教授一样信手拈来，游刃有余，并且疗效不凡。笔者愿与君共勉。

附　录

《长沙方歌括》

桂枝汤

项强头痛汗憎风，桂芍生姜三两同，
枣十二枚甘二两，解肌还借粥之功。

桂枝加葛根汤

葛根四两走经输，项背几几反汗濡，
只取桂枝汤一料，加来此味妙相须。

桂枝加附子汤

汗因过发漏浸浸，肢急常愁伸屈难，
尚有尿难风又恶，桂枝加附一枚安。

桂枝去芍药汤、桂枝去芍药加附子汤

桂枝去芍义何居，胸满阴弥要急除，

若见恶寒阳不振，更加附子一枚俱。

桂枝麻黄各半汤

桂枝一两十六铢，甘芍姜麻一两符，
杏廿四枚枣四粒，面呈热色痒均驱。

桂枝二麻黄一汤

一两六铢芍与姜，麻铢十六杏同行，
桂枝一两铢十七，草两二铢五枣匡。

白虎加人参汤

服桂渴烦大汗倾，液亡肌腠涸阳明，
膏斤知六参三两，二草六粳米熟成。

桂枝二越婢一汤

桂芍麻甘十八铢，生姜一两二铢俱，
膏铢廿四四枚枣，要识无阳旨各殊。

桂枝去桂加茯苓白术汤

术芍苓姜三两均，枣须十二效堪珍，
炙甘二两中输化，水利邪除立法新。

甘草干姜汤

心烦脚急理须明，攻表误行厥便成，
二两炮姜甘草四，热因寒用奏功宏。

芍药甘草汤

芍甘四两各相均，两脚拘挛病在筋，
阳旦误投热气灼，苦甘相济即时伸。

调胃承气汤

调和胃气炙甘功，硝用半升地道通，
草二大黄四两足，法中之法妙无穷。

四逆汤

生附一枚两半姜，草须二两少阴方，
建功姜附加良将，将将从容借草匡。

葛根汤

四两葛根三两麻，枣枚十二效堪嘉，
桂甘芍二姜三两，无汗憎风下利夸。

葛根加半夏汤

二阳下利葛根夸，下利旋看呕逆嗟，
须取原方照分两，半升半夏洗来加。

葛根黄芩黄连汤

二两连芩二两甘，葛根八两论中谈，
喘而汗出脉兼促，误下风邪利不堪。

麻黄汤

七十杏仁三两麻，一甘二桂效堪夸，
喘而无汗头身痛，温覆休教粥到牙。

大青龙汤

二两桂甘三两姜，膏如鸡子六麻黄，
枣枚十二五十杏，无汗烦而且躁方。

小青龙汤

桂麻姜芍草辛三，夏味半升记要谙，
表不解分心下水，咳而发热句中探。
若渴去夏取萎根，三两加来功亦壮；

微利去麻加芫花，熬赤取如鸡子样；
若噎去麻炮附加，只用一枚功莫上；
麻去再加四两苓，能除尿短小腹胀；
若喘除麻加杏仁，须去皮尖半升量。

桂枝加厚朴杏子汤

下后喘生及喘家，桂枝汤外更须加，
朴加二两五十杏，此法微茫未有涯。

干姜附子汤

生附一枚一两姜，昼间烦躁夜安常，
脉微无表身无热，幸借残阳未尽亡。

桂枝新加汤

汗后身痛脉反沉，新加方法轶医林，
方中姜芍还增一，三两人参义蕴深。

麻黄杏仁甘草石膏汤

四两麻黄八两膏，二甘五十杏同熬，
须知禁桂为阳盛，喘汗全凭热势操。

桂枝甘草汤

桂枝炙草取甘温，四桂二甘药不烦，
叉手冒心虚已极，汗多亡液究根源。

茯苓桂枝甘草大枣汤

八两茯苓四桂枝，炙甘四两悸堪治，
枣推十五扶中土，煮取甘澜两度施。

厚朴生姜甘草半夏人参汤

厚朴半斤姜半斤，一参二草亦须分，
半升夏最除虚满，汗后调和法出群。

茯苓桂枝白术甘草汤

病因吐下气冲胸，起则头眩身振从，
茯四桂三术草二，温中降逆效从容。

芍药甘草附子汤

一枚附子胜灵丹，甘芍平行三两看，
汗后恶寒虚故也，经方秘旨孰能攒。

茯苓四逆汤

生附一枚两半姜，二甘六茯一参当，
汗伤心液下伤肾，肾躁心烦得媾昌。

五苓散

猪术茯苓十八铢，泽宜一两六铢符，
桂枝半两磨调服，暖水频吞汗出苏。

茯苓甘草汤

汗多不渴此方求，又治伤寒厥悸忧，
二桂一甘三姜茯，须知水汗共源流。

栀子豉汤

山栀香豉治何为，烦恼难眠胸窒宜，
十四枚栀四合豉，先栀后豉法煎奇。

栀子甘草豉汤、栀子生姜豉汤

栀豉原方效可夸，气羸二两炙甘加，
若加五两生姜入，专取生姜治呕家。

栀子厚朴汤

朴须四两枳四枚，十四山栀亦妙哉，

下后心烦还腹满，止烦泄满效兼该。

栀子干姜汤

十四山栀二两姜，以丸误下救偏方，

微烦身热君须记，辛苦相需尽所长。

真武汤

生姜芍茯数皆三，二两白术一附探，

便短咳频兼腹痛，驱寒镇水与君谈。

咳加五味要半升，干姜细辛一两具；

小便若利恐耗津，须去茯苓肾始固；

下利去芍加干姜，二两温中能守住；

若呕去附加生姜，足前须到半斤数。

小柴胡汤

柴胡八两少阳凭，枣十二枚夏半升，

三两姜参芩与草，去渣重煎有奇能。

胸烦不呕除夏参，蒌实一枚应加煮；

若渴除夏加人参，合前四两五钱与，
蒌根清热且生津，再加四两功更钜。
腹中痛者除黄芩，芍加三两对君语；
胁下痞硬大枣除，牡蛎四两应生杵；
心下若悸尿不长，除芩加茯四两侣；
外有数热除人参，加桂三两汗休阻；
咳除参枣并生姜，加入干姜二两许，
五味半升法宜加，温肺散寒力莫御。

小建中汤

建中即是桂枝汤，倍芍加饴绝妙方，
饴取一升六两芍，悸烦腹痛有奇长。

大柴胡汤

八柴四枳五生姜，芩芍三分二大黄，
半夏半升十二枣，少阳实证下之良。

柴胡加芒硝汤

小柴分两照原方，二两芒硝后入良，
误下热来日晡所，补兼荡涤有奇长。

桃核承气汤

五十桃仁四两黄，桂硝二两草同行，
膀胱热结如狂证，外解方攻用此汤。

柴胡加龙骨牡蛎汤

参苓龙牡桂丹铅，苓夏柴黄姜枣全，
枣六余皆一两半，大黄二两后同煎。

桂枝去芍药加蜀漆龙骨牡蛎救逆汤

桂枝去芍已名汤，蜀漆还加龙牡藏，
五牡四龙三两漆，能疗火劫病惊狂。

桂枝加桂汤

气从脐逆号奔豚，汗为烧针启病源，
只取桂枝汤本味，再加二两桂枝论。

桂枝甘草龙骨牡蛎汤

二甘一桂不雷同，龙牡均行二两通，
火逆下之烦躁起，交通上下取诸中。

抵当汤

大黄三两抵当汤，里指冲任不指胱，
虻蛭桃仁各三十，攻其血下定其狂。

抵当丸

卅五桃仁三两黄，虻虫水蛭廿枚详，
捣丸四个煎宜一，有热尿长腹满尝。

大陷胸丸

大陷胸丸法最超，半升葶黄杏硝调，
项强如痉君须记，八两大黄取急消。

大陷胸汤

一钱甘遂一升硝，六两大黄力颇饶，
日晡热潮腹痛满，胸前结聚此方消。

小陷胸汤

按而始痛病犹轻，脉络凝邪心下成，
夏取半升连一两，瓜蒌整个要先烹。

文蛤散

水溪原逾汗法门，肉中粟起更增烦，
意中思水还无渴，文蛤磨调药不繁。

（三物）白散

巴豆熬来研似脂，只须一分守成规，
定加桔贝均三分，寒实结胸细辨医。

柴胡桂枝汤

小柴原方取半煎，桂枝汤入复方全，
阳中太少相因病，偏重柴胡作仔肩。

柴胡桂枝干姜汤

八柴二草蛎干姜，芩桂宜三瓜四尝，
不呕渴烦头汗出，少阳枢病要精详。

半夏泻心汤

三两姜参炙草芩，一连痞证呕多寻，
半升半夏枣十二，去滓重煎守古箴。

十枣汤

大戟芫花甘遂平，妙将十枣煮汤行，
中风表证全除尽，里气未和此法程。

大黄黄连泻心汤

痞证分歧辨向趋，关浮心痞按之濡，
大黄二两黄连一，麻沸汤调病缓驱。

附子泻心汤

一枚附子泻心汤，一两连芩二大黄，
汗出恶寒心下痞，专煎轻渍要参详。

生姜泻心汤

汗余痞证四生姜，芩草人参三两行，
一两干姜枣十二，一连半夏半升量。

甘草泻心汤

下余痞作腹雷鸣，甘四姜芩三两平，
一两黄连半升夏，枣枚十二擘同烹。

赤石脂禹余粮丸

赤石余粮各一斤，下焦下利此汤欣，
理中不应宜斯法，炉底填来得所闻。

旋覆代赭汤

五两生姜夏半升，草旋三两噫堪凭，
人参二两赭石一，枣十二枚力始胜。

桂枝人参汤

人参汤即理中汤，加桂后煎痞利尝，
桂草方中皆四两，同行三两术参姜。

瓜蒂散

病在胸中气分乖，咽喉息碍痞难排，
平行瓜豆还调豉，寸脉微浮涌吐佳。

黄芩汤、黄芩加半夏生姜汤

枣枚十二守成箴，二两芍甘三两芩，
利用本方呕加味，姜三夏取半升斟。

黄连汤

腹痛呕吐借枢能，二两参甘夏半升，
连桂干姜各三两，枣枚十二妙层层。

桂枝附子汤

三姜二草附枚三，四桂同投是指南，
大枣方中十二粒，痛难转侧此方探。

桂枝附子去桂加白术汤

大便若硬小便通，脉涩虚浮湿胜风，
即用前方须去桂，术加四两有神功。

甘草附子汤

术附甘今二两平，桂枝四两亦须明，
方中主药推甘草，风湿同驱要缓行。

白虎汤

阳明白虎辨非难，难在阳邪背恶寒，
知六膏斤甘二两，米加六合服之安。

炙甘草汤

结代脉须四两甘，枣枚三十桂姜三，
半升麻麦一斤地，二两参胶酒水涵。

大承气汤

大黄四两朴半斤，枳五硝三急下云，
枳朴先熬黄后入，去渣硝入火微熏。

小承气汤

朴二枳三四两黄，小承微结好商量，
长沙下法分轻重，妙在同煎切勿忘。

猪苓汤

泽胶猪茯滑相连，咳呕心烦渴不眠，
煮好去渣胶后入，育阴利水法兼全。

蜜煎导方、猪胆汁方

蜜煎熟后样如饴，温纳肛门法本奇，
更有醋调胆汁灌，外通二法审谁宜。

茵陈蒿汤

二两大黄十四栀，茵陈六两早煎宜，
身黄尿短腹微满，解自前阴法最奇。

麻仁丸

一升杏子二升麻，枳芍半斤效可夸，
黄朴一斤丸饮下，缓通脾约是专家。

栀子柏皮汤

里郁业经向外驱，身黄发热四言规，
草须一两二黄柏，十五枚栀不去皮。

麻黄连轺赤小豆汤

黄病姜轺二两麻，一升赤豆梓皮夸，
枣须十二能通窍，四十全十二草嘉。

桂枝加芍药汤、桂枝加大黄汤

桂枝倍芍转输脾，泄满升邪止痛宜，
大实痛因反下误，黄加二两下无疑。

麻黄附子细辛汤

麻黄二两细辛同，附子一枚力最雄，

始得少阴反发热，脉沉的证奏奇功。

麻黄附子甘草汤

甘草麻黄二两佳，一枚附子固根荄，

少阴得病二三日，里证全无汗岂乖。

黄连阿胶汤

四两黄连三两胶，二枚鸡子取黄敲，

一芩二芍心烦治，更治难眠睫不交。

附子汤

生附二枚附子汤，术宜四两主斯方，

芍苓三两人参二，背冷脉沉身痛详。

桃花汤

一斤粳米一斤脂，脂半磨研法亦奇，

一两干姜同煮服，少阴脓血是良规。

吴茱萸汤

升许吴萸三两参，生姜六两救寒侵，
枣投十二中宫主，吐利头痛烦躁寻。

猪肤汤

斤许猪肤斗水煎，水煎减半滓须捐，
再投粉蜜熬香服，烦利咽痛胸满痊。

甘草汤

甘草名汤咽痛求，方教二两不多收，
后人只认中焦药，谁识少阴主治优。

桔梗汤

甘草汤投痛未瘥，桔加一两莫轻过，
奇而不效须知偶，好把经文仔细哦。

苦酒汤

生夏一枚十四开，鸡清苦酒搅几回，
刀环棒壳煎三沸，咽痛频吞绝妙哉。

半夏散及汤

半夏桂甘等分施，散须寸匕饮调宜，

若煎少与当微冷，咽痛求枢法亦奇。

白通汤、白通加猪胆汁汤

葱白四茎一两姜，全枚生附白通汤，

脉微下利肢兼厥，干呕心烦胆尿囊。

通脉四逆汤

一枚生附草姜三，招纳亡阳此指南，

外热里寒面赤厥，脉微通脉法中探。

面赤加葱茎用九，腹痛去葱真好手，

葱去换芍二两加，呕者生姜二两偶；

咽痛去芍桔须加，桔梗一两循经走；

脉若不出二两参，桔梗丢开莫掣肘。

四逆散

枳甘柴芍数相均，热厥能回察所因，

白饮和匀方寸匕，阴阳顺接用斯神。

咳加五味与干姜，五分平行为正路，

下利之病照此加，辛温酸收两相顾；
悸者桂枝五分加，补养心虚为独步；
小便不利加茯苓，五分此方为法度；
腹中痛者里气寒，炮附一枚加勿误；
泄利下重阳郁求，薤白三升水煮具；
水用五升取三升，去薤纳散寸匕数；
再煮一升有半成，分温两服法可悟。

乌梅丸

六两柏参桂附辛，黄连十六厥阴遵，
归椒四两梅三百，十两干姜记要真。

当归四逆汤、当归四逆加吴茱萸生姜汤

三两辛归桂芍行，枣须廿五脉重生，
甘通二两能回厥，寒入吴萸姜酒烹。

麻黄升麻汤

两半麻升一两归，六铢苓术芍冬依，
膏姜桂草同分两，十八铢兮苓母萎。

干姜黄芩黄连人参汤

芩连苦降借姜开，济以人参绝妙哉，

四物平行各三两，诸凡拒格此方该。

白头翁汤

三两黄连柏与秦，白头二两妙通神，
病缘热利时思水，下重难通此药珍。

四逆加人参汤

四逆原方主救阳，加参一两救阴方，
利虽已止知亡血，须取中焦变化乡。

理中丸

吐利腹痛用理中，丸汤分两各三同，
术姜参草刚柔济，服后还余啜粥功。
脐上筑者白术忌，去术加桂四两治；
吐多白术亦须除，再加生姜三两试；
若还下多术仍留，输转之功君须记；
悸者心下水气凌，茯苓二两堪为使。
渴欲饮水术多加，共投四两五钱饵；
腹中痛者加人参，四两半分足前备；
寒者方内加干姜，其数亦与加参类；
腹满应将白术删，加附一枚无剩义；
服如食顷热粥尝，戒勿贪凉衣被实。

通脉四逆加猪胆汁汤

生附一枚三两姜，炙甘二两玉函方，
脉微内竭资真汁，猪胆还加四合襄。

烧裈散

近阴裆裤剪来烧，研末还须用水调，
同气相求疗二易，长沙无法不翘翘。

枳实栀子豉汤

一升香豉枳三枚，十四山栀复病该，
浆水法煎微取汗，食停还借大黄开。

牡蛎泽泻散

病瘥腰下水偏停，泽泻蒌根蜀漆葶，
牡蛎商陆同海藻，捣称等分饮调灵。

竹叶石膏汤

三参二草一斤膏，病后虚羸呕逆叨，
粳夏半升叶二把，麦门还配一升熬。

扫码阅读
《伤寒论》原方